d 200.

DE LA

FOLIE SYMPATHIQUE

PROVOQUÉE OU ENTRETENUE

PAR LES LÉSIONS ORGANIQUES DE L'UTÉRUS

ET DE SES ANNEXES

PAR E. AZAM

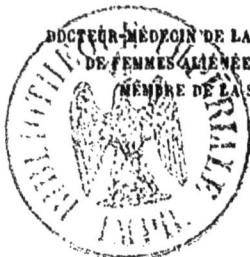

DOCTEUR-MÉDECIN DE LA FACULTÉ DE PARIS, MÉDECIN ADJOINT DE L'ASILE PUBLIC
DE FEMMES ALIÉNÉES, PROFESSEUR SUPPLÉANT A L'ÉCOLE DE MÉDECINE,
MEMBRE DE LA SOCIÉTÉ IMPÉRIALE DE MÉDECINE DE BORDEAUX.

————o—0—o————

MÉMOIRE ADRESSÉ A LA SOCIÉTÉ MÉDICO-PSYCHOLOGIQUE.

————o—0—o————

BORDEAUX

G. GOUNOUILHOU, IMPRIMEUR DE L'ÉCOLE DE MÉDECINE,
1, place Puy-Paulin, 1.

1858
1857

C.

DE

LA FOLIE SYMPATHIQUE

PROVOQUÉE OU ENTRETENUE

PAR LES LÉSIONS ORGANIQUES DE L'UTÉRUS

ET DE SES ANNEXES.

—◦◦◦—

De quelque manière qu'on interprète le mot *sympathie*, on ne peut refuser le nom de *folies sympathiques* à des aliénations mentales qui, suivant l'expression de M. Parchappe, « se sont développées avec la souffrance d'un organe et ont disparu avec la souffrance de ce même organe. »

La récente discussion provoquée à la Société médico-psychologique par le savant Mémoire de M. Loiseau sur la folie sympathique, est venue à l'appui de convictions qu'avaient fait naître en moi plusieurs des faits que je vais raconter et plusieurs autres du même ordre. Depuis longtemps déjà, mes recherches s'étaient dirigées de ce côté, et j'avais recueilli les faits que je vais publier. Si ces faits avaient plus particulièrement attiré mon attention, je le dois aux conseils éclairés de M. Bazin, médecin en chef de l'Asile de Bordeaux, qui a depuis longues années des convictions arrêtées sur ce point.

Les observations que je vais rapporter ne concernent qu'une partie restreinte de la question : l'influence des maladies organiques de l'utérus et de ses annexes sur l'aliénation mentale. Les faits ne me manqueraient pas pour traiter la question à un point de vue plus large, et les maladies mentales sympathiques ayant leur origine dans les organes générateurs et leurs troubles fonctionnels, seraient un sujet de Mémoire pour lequel je recueille depuis longtemps des matériaux ; ce travail n'en sera pour ainsi dire qu'un chapitre.

En publiant ces faits, j'ai le désir de répondre à l'appel qui a été fait dans le sein de la Société médico-psychologique par ceux de ses honorables membres qui croient à l'existence des folies sympathiques. Je crois, comme quelques-uns, que c'est bien plus par la publication des faits que par les interprétations théoriques que les questions pourront être élucidées; aussi je me suis fait un devoir de mettre au jour ceux qu'il m'a été donné d'observer. — Pour moi, j'ai la conviction bien arrêtée que la thérapeutique des maladies mentales doit s'appuyer surtout sur la guérison des lésions physiques qui causent ou entretiennent un grand nombre de folies, et que cette voie, déjà tracée par plusieurs aliénistes éminents, est celle de la vérité.

Je diviserai les faits que je vais citer en deux séries; la première comprendra les observations que j'ai recueillies personnellement et qui sont plus complètes et par

conséquent plus concluantes ; la deuxième sera la réu-
nion de faits dont j'ai trouvé la mention sur les registres
de l'Asile ; leur authenticité n'est pas moindre, mais ils
sont moins complets que les précédents.

<hr>

PREMIÈRE SÉRIE.

Observation I.

La femme R..., âgée de trente ans, couturière, habitant Bordeaux, entre à l'Asile le 15 février 1855.

Cette femme, dont le caractère est vif et emporté,
est essentiellement nerveuse et impressionnable. Elle a eu
dans son enfance des convulsions dont elle ne peut préciser la nature ; jusqu'à l'âge de quinze ans, elle a eu des
crises de somnambulisme naturel. Ses parents sont bien
portants. Elle s'est mariée à dix-sept ans et n'a jamais
eu d'enfant. — Elle fait remonter l'origine de son mal
au mois de mai 1853 : à cette époque, son caractère a
commencé à s'aigrir, elle est devenue d'une irritabilité
et d'une violence extrêmes ; malgré les bontés dont elle
est entourée et sa position relativement bonne, elle se
trouve malheureuse ; ses nuits sont troublées par d'af-
freux cauchemars, elle ressent à la tête des bouffées de
chaleur qui, dit-elle, la fatiguent beaucoup. En même
temps, elle commence à ressentir de fréquentes envies
d'uriner accompagnées d'un sentiment de pesanteur dans

les lombes et de quelques pertes blanches ; la menstruation devient irrégulière. Cet état dure ainsi avec des
variations diverses jusqu'au mois d'août 1854. Le 13 de
ce mois, eut lieu à Bordeaux une exécution capitalale ;
la femme R... habitait une rue voisine du lieu du sup-
plice ; elle vit passer la foule et entendit les commentaires des gens du peuple sur l'exécution : vivement
frappée par la scène qui se passait à peu de distance de
chez elle, elle se la représente, croit la voir, et a une
violente attaque de nerfs. Depuis ce jour, l'idée qui l'a
frappée ne la quitte plus, elle y rêve jour et nuit et en
est obsédée. Inquiète de la fixité de cette idée, elle con-
sulte un médecin ; ce confrère lui affirme qu'elle finira
par devenir folle, et comme elle se permet d'en douter,
il lui lit certains passages de je ne sais quel livre qui
achèvent malheureusement de la convaincre. Cette dernière idée remplace aussitôt la précédente, et elle ob-
serve chacune de ses pensées avec une attention qui ne
pouvait qu'aggraver son mal. Bientôt, la vie ainsi tourmentée lui devient insupportable ; elle ne mange plus
que poussée par la faim la plus vive ; enfin, le 7 février
1855, elle tente de se suicider par le charbon ; le hasard seul fait échouer cette tentative ; huit jours après,
elle entre dans l'Asile.

L'état mental de cette malade offre tous les caractères
de la lypémanie ; elle est obsédée de l'idée du suicide,
qui seul, dit-elle, peut mettre fin à ses maux. Elle est
toujours triste et pleure abondamment à la moindre in-
terpellation ; cependant le courage lui manque pour
mettre à exécution ses projets de mort.

En même temps, elle se plaint de douleurs lombaires et d'une sensation de poids dans le bas-ventre; elle est notablement amaigrie.

Examinée par M. Bazin et moi au spéculum, nous reconnaissons une ulcération granuleuse du col de l'utérus de la dimension d'une pièce d'un franc; l'orifice du col est entr'ouvert, et l'ulcération paraît se prolonger dans sa cavité. (Cautérisation au nitrate d'argent, injections émollientes, bains prolongés, demi-bains, repos, etc.) Pendant un mois, trois autres cautérisations. Même traitement. Après environ un mois et demi, l'ulcération du col est complétement cicatrisée.

En même temps que l'état physique s'est amélioré, l'état mental s'est sensiblement modifié. Dès les premiers jours du traitement, la malade a paru s'intéresser à ce qui l'entoure. Peu à peu sa tristesse a disparu, en même temps, les idées de suicide ne l'obsèdent plus. Vers le milieu d'avril, elle est atteinte d'une fièvre typhoïde peu grave, pendant laquelle l'état mental ne s'est pas démenti. Pour nous et pour elle-même, elle est parfaitement rétablie. Depuis bien des années, dit-elle, elle n'a éprouvé la tranquillité d'esprit dont elle jouit. Réclamée par sa famille, elle sort de l'Asile le 7 mai, complétement guérie.

Sachant l'importance du temps en fait de guérison d'aliénation mentale, j'ai recherché dans la ville cette malade; je l'ai revue, et au moment où j'écris, octobre 1857, elle est en parfaite santé, s'occupant de son ménage et riant volontiers des idées bizarres qui, à l'époque de sa maladie, ont troublé sa raison.

Observation II.

Jeanne M..., âgée de vingt-sept ans, née dans les Basses-Pyrénées, habitant Bordeaux, entre à l'Asile le 27 mai 1855.

Cette femme, d'un tempérament très-nerveux, est née de parents sains et actuellement vivants; elle a été mariée deux fois : la première fois, il y a cinq ans, avec un homme qui l'a rendue très-malheureuse; il était ivrogne et la battait souvent; elle est vive et impressionnable; elle a eu des palpitations, des syncopes; elle est sujette à des accidents hystériques. Deux fois enceinte, elle fait d'abord une fausse couche à sept mois; la deuxième fois, elle accouche à terme, mais ce dernier accouchement est des plus laborieux.

Trois mois avant son entrée, les accidents nerveux ont augmenté; de plus, elle a éprouvé des coliques et des douleurs lombaires; ses règles se sont presque entièrement supprimées. Un jour, en allant à l'église, elle croit avoir vu le diable; bientôt elle se croit damnée, entend des voix qui lui disent de se détruire; elle a promis au diable d'être sa femme; elle a eu, dit-elle, avec lui des rapports sexuels, et il lui conseille de se tuer pour le rejoindre, ou de tuer son mari et sa mère. — Ces idées délirantes prennent une intensité de plus en plus grande; la nuit surtout, elle ne dort pas un instant, et exige de ses parents la plus grande surveillance. Malgré les soins dont elle est entourée, une nuit, son mari est éveillé par un bruit inaccoutumé, comme le râle d'un

mourant ; c'est elle qui s'est procuré un couteau et s'en
est frappé trois fois la poitrine ; de plus, elle s'est fait
une large incision à la malléole interne du pied gauche.
Cette incision, qui a intéressé l'artère tibiale postérieure,
a amené une hémorrhagie considérable ; le sang est
arrêté à grand'peine, mais elle cherche à rouvrir la
plaie, et dans sa convalescence, elle se précipite sur son
mari et sa mère pour les tuer parce qu'ils s'opposent
à son suicide.

A son entrée dans l'Asile, le 27 mai, les plaies sont
à peu près cicatrisées ; mais le délire est le même.
M... est très-hallucinée et démonomaniaque à l'excès ;
elle est plongée dans la lypémanie d'une manière continue ; son délire s'exaspère la nuit.

Après quelques bains prolongés et des potions opia-
cées qui calment un peu ses manifestations délirantes,
elle se plaint de nouveau de douleurs lombaires et de
pertes blanches abondantes. L'examen au spéculum fait
découvrir une hypertrophie du col, avec ulcération granuleuse sur la lèvre postérieure et vaginite légère. (Cautérisation du col, injections émollientes et astringentes,
demi-bains, etc.) Les cautérisations sont répétées quatre
fois. Après un mois de traitement, les idées délirantes
sont moins continues ; la malade reconnaît que le diable
n'est point son mari, et sa santé générale est améliorée ;
elle a renoncé à ses projets de suicide, et n'en entretient
plus les sœurs et les infirmières comme dans les premiers temps de son séjour dans l'Asile. Après la guérison
complète de la maladie du col, l'amélioration continue
sans se démentir, et au mois de novembre, après six

mois de séjour, la malade sort de l'Asile parfaitement guérie; l'amélioration avait été graduelle, et tout fait espérer qu'elle sera durable.

J'ai eu des renseignements ultérieurs sur cette malade, et au moment où j'écris, la guérison ne s'est pas démentie.

Observation III.

Marie C..., mariée, âgée de trente-six ans, habitant Nérac (Lot-et-Garonne), entre à l'Asile le 11 juillet 1857.

Cette femme, dont les parents n'ont jamais été aliénés, est mariée depuis environ onze ans; elle a été enceinte quatre fois; trois fois elle a fait des fausses couches à une époque avancée; la dernière fois, en mars 1857, elle est accouchée à terme d'un enfant mort. A la suite de cette dernière grossesse, une hernie ombilicale consécutive à l'écartement de la ligne blanche a nécessité l'application d'un bandage; ce bandage, mal fait, a provoqué une inflammation du sac qui a nécessité des soins; en même temps, elle a ressenti des douleurs lombaires qui ont attiré l'attention de son médecin. Celui-ci a reconnu l'existence d'une ulcération granuleuse du col de l'utérus. Cette maladie a nécessité plusieurs cautérisations et des soins nombreux. Quand la femme C... est entrée dans l'Asile, il était fait mention de ce traitement dans les renseignements qui nous ont été adressés.

Quelques jours après le commencement de ce traitement, elle commence à délirer; elle voit le diable, l'entend qui la pousse à mal faire. Un jour, elle s'imagine

que le démon est sur son dos; elle se dit malheureuse
et damnée; un jour, elle se précipite sur son mari avec
la plus grande fureur. Ce dernier accès nécessite son
transport dans l'hôpital de Nérac. Malheureusement, on
envoie pour la chercher deux gendarmes et des agents
de police, et on la transporte de son village à Nérac
avec des voleurs (¹). Ces circonstances aggravent son
état mental, et elle reste un mois à l'hôpital de Nérac
dans un état de lypémanie très-marquée avec accès de
fureur.

Le 11 juillet, elle est envoyée à l'Asile de Bordeaux,
où elle est encore. Au moment de son entrée, elle est
toujours persuadée qu'elle est possédée du démon; elle
est sans cesse seule et plongée dans la plus sombre tristesse. Examinée au spéculum, nous reconnaissons une
antiversion avec engorgement et ulcération de la lèvre
inférieure. (Cautérisation, injections, bains prolongés.)

Un mois environ après son entrée, une amélioration
notable se fait sentir; la malade reconnaît que ses idées
démoniaques sont ridicules; mais elle insiste d'une façon
toute particulière sur l'injustice dont elle a été victime
quand on l'a mise avec des voleurs; aujourd'hui que
toute idée triste l'a abandonnée, cette idée fixe persiste.
C... n'est pas complétement guérie, mais tout indique
qu'avant peu la guérison sera complète; l'ulcération du
col est cicatrisée; il ne reste qu'un peu de rougeur et
d'engorgement.

(¹) Il est à regretter que les sages dispositions de la loi soient souvent méconnues. Toutes les fois qu'il en a été ainsi, il s'en est suivi
des conséquences très-graves pour le moral des malades.

Observation IV.

P..., femme V..., habitant Lormont, près Bordeaux, entre à l'Asile le 8 mai 1857 ; elle est d'un tempérament lymphatico-nerveux ; les parents sont bien portants.

Cette femme est mère de trois enfants, et n'avait jamais, jusqu'à ces derniers temps, donné de signes d'aliénation mentale.

Deux mois après ses dernières couches, son moral s'est singulièrement modifié ; elle éprouve des impulsions dont elle est à peine maîtresse ; elle a envie à chaque instant de battre ses enfants, et tombe dans la tristesse la plus profonde ; elle s'imagine qu'elle est damnée ; trois fois elle cherche à se suicider, une fois en se frappant d'un couteau, une deuxième fois en s'étranglant la nuit auprès de son mari ; enfin, elle tente de se jeter par la fenêtre ; la mort seule peut, dit-elle, la débarrasser des idées funestes qui l'assiégent. A son entrée dans l'Asile, elle offre le type de la lypémanie la plus avancée ; son visage a toujours l'expression du désespoir, sa tête est penchée sur son épaule, et à la moindre parole qu'on lui adresse, elle verse d'abondantes larmes ; elle paraît avoir parfaitement conscience de son état, mais la mort seule peut, dit-elle, la guérir.

Quelque temps après son entrée dans l'Asile, elle se plaint de douleurs lombaires et de pertes blanches abondantes ; à force d'insistance et de prières, M. le Médecin en chef obtient qu'elle se laisse examiner, et nous constatons une ulcération granuleuse du col ; depuis cette époque, quelque insistance que nous y ayons mise, il nous a été impossible de continuer le traitement ; il nous répugne, on le comprend, d'employer la violence : peut-être se décidera-t-elle. Son état mental n'a point changé ; il ne s'est pas aggravé ; mais nous ne doutons pas que si la maladie organique ne peut être soignée et guérie, il ne finisse par devenir de plus en plus grave et peut-être la conduise à la démence.

Chez cette malade, la lésion utérine entretient la lypémanie, et les observations que j'ai citées plus haut nous donnent tout lieu de croire que la guérison de la maladie physique entraînerait celle de l'aliénation mentale (1).

Observation V.

Marie B..., femme T..., âgée de quarante-neuf ans, de Bordeaux, née de parents sains, entre à l'Asile le 5 décembre 1856.

Cette femme, qui est fortement constituée, a déjà été aliénée il y a environ dix ans. D'après les renseignements qui sont donnés et qu'elle donne elle-même aujourd'hui, cette crise aurait eu pour cause déterminante une exécution capitale ; à cette éqoque, elle a cherché à se tuer, se croyant frappée de réprobation et damnée ; elle était même tourmentée de l'idée d'assassiner son enfant. Cette crise a duré six mois ; elle raconte qu'à cette époque, comme aujourd'hui, elle a ressenti

(1) Au moment où s'imprime ce Mémoire, la femme V... a consenti à une exploration ; l'ulcération granuleuse existe toujours ; elle a été cautérisée, et nous espérons que le traitement pourra être continué.

une grande pesanteur dans le bassin, des ardeurs dans les organes génitaux, d'abondantes pertes blanches, des douleurs lombaires, enfin tout ce que nous allons voir qu'elle éprouve aujourd'hui. Cette crise a guéri sans traitement spécial, et après six mois, la femme T... a pu reprendre ses occupations ordinaires. Au moment où elle entre à l'Asile, décembre 1856, elle est malade depuis environ un mois; cette fois la cause occasionnelle a été un accès de jalousie fondé sur l'éloignement que causait à son mari une vaginite avec écoulement abondant; les idées de suicide sont revenues, mais la religion l'a toujours empêchée de les mettre à exécution. Cependant, elle a cherché à se rendre poitrinaire en marchant dans la neige et faisant mille imprudences de cette sorte; vingt fois, dit-elle, elle s'est approchée des fenêtres pour se précipiter, mais l'idée de la damnation l'a préservée; elle a également tenté de se précipiter dans un puits; elle prétend que le diable est dans son corps; elle se plaint, en outre, des mêmes sensations physiques que la première fois (nous les avons décrites plus haut); le bassin et tous les organes qu'il contient paraissent être chez elle un centre profond d'irritation; cependant, elle n'est plus réglée depuis neuf ans, et la ménopause remonte à peu près à l'époque de sa première crise.

Examinée au spéculum, nous reconnaissons une vaginite chronique avec écoulement abondant de matière purulente; la muqueuse du col est rouge, son orifice et sa cavité sont enflammés; l'utérus est abaissé en totalité, et présente un certain degré d'engorgement; cependant,

le col n'est pas ulcéré ; cet état dure depuis plusieurs
mois avec cette intensité, et rien ne fait supposer qu'il
puisse être une blennorrhagie virulente ; le col est très-
douloureux.

Injections émollientes, astringents opiacés, bains, etc.
Après un mois et demi de traitement, une amélioration
marquée se fait sentir; la vaginite a diminué, ainsi que
la sensation de pesanteur dans les lombes et le bassin ;
en même temps, les idées délirantes ont disparu, la malade ne pense plus à la mort ; seulement, elle est encore
un peu triste, mais sa guérison est inévitable.

La maladie du col n'a peut-être pas joué chez cette
malade un rôle aussi important que chez celles dont nous
avons plus haut rapporté l'histoire ; cependant, il est un
fait incontestable, c'est que l'utérus et ses annexes ont
été le centre de congestions sanguines, d'inflammations
chroniques, d'engorgement et de déplacements bien ca-
ractérisés, et pour moi, ces accidents ont déterminé
l'aliénation mentale. Je ne crois pas, dans ce cas, à l'importance de causes qu'on pourrait au premier abord invoquer. L'exécution capitale et l'excès de jalousie ne
sont que des causes occasionnelles. Si les organes génitaux n'avaient pas présenté un état pathologique spécial, et si la raison n'avait pas été déjà sympathiquement
ébranlée (peut-être pas de manière à frapper les yeux
de tous), ces causes eussent été sans valeur. Je ferai la
même remarque pour la femme R..., qui fait le sujet de
l'Observation Ire, chez laquelle aussi une exécution capitale n'a fait qu'occasionner le développement de l'aliénation.

Je dirai à ce sujet que la folie étant sans contestation une maladie cérébrale, on est naturellement porté à lui chercher une cause également cérébrale ou plutôt morale. Comme le fait remarquer M. Trélat, on prend presque au hasard dans cet immense océan de déceptions et de tourments où s'agite l'espèce humaine. Les malades eux-mêmes, quand ils peuvent rendre compte de leur état, donnent toujours une cause morale. Quel est l'homme ou la femme qui n'a pas éprouvé quelque chagrin ou quelque vive impression auquel il puisse rattacher une idée de causalité?

Il en est des causes de la folie comme des prétendues causes des cancers du sein ou des nœvi materni. Quelle est la femme dont le sein n'a pas été plus ou moins contusionné, ou qui pendant neuf mois n'a pas eu envie de quelque chose?

Du reste, chez la femme B..., la preuve évidente de l'influence de la maladie de l'utérus et de ses annexes sur l'aliénation mentale, est surabondamment donnée par ce fait que la guérison de la première a amené la guérison de la seconde.

Observation VI.

G..., femme V..., âgée de trente-quatre ans, entre dans l'Asile pour la première fois le 16 juin 1855; elle est forte et bien constituée, née de parents sains.

Depuis un mois, elle est atteinte de délire mélancolique avec accès de fureur et exaltation religieuse; elle a voulu tuer son mari et ses enfants pour les envoyer en Paradis; tantôt elle se croit la mère de Dieu, tantôt elle est possédée du diable; elle profère souvent des menaces de mort et de suicide. Après deux mois d'agitation, il est possible de discerner qu'elle se plaint de douleurs lombaires; en outre, elle a des pertes blanches abondantes. Examinée au spéculum, nous reconnaissons une ulcération granuleuse du col de l'utérus.

Le traitement ordinaire est appliqué, mais avec la plus grande difficulté; la malade se soumet avec peine aux explorations, et exécute fort mal les prescriptions faites. Quoi qu'il en soit, son état mental s'améliore, et au mois d'octobre elle est réclamée par sa famille. Elle n'est pas entièrement guérie et la mélancolie est toujours prononcée; cependant, comme elle n'est plus dangereuse, elle est rendue à ses parents.

La femme G... rentre à l'Asile le 18 août 1857. Cette fois, l'aliénation a un caractère moins dangereux que la première fois : c'est une lypémanie très-caractérisée; la malade parle peu et paraît amaigrie. Probablement la maladie du col existe comme la première fois, peut-être même est-elle plus grave; mais il nous est impossible de l'affirmer, car depuis son entrée, quelque instance qui lui ait été faite, elle a toujours refusé de se laisser examiner ([1]).

Observation VII.

B..., femme B..., vingt et un ans, de Saint-André-de-Cubzac, entre à l'Asile le 16 juin 1855.

[1] Le traitement de cette malade a pu être repris.

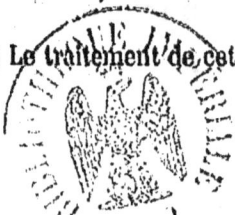

Cette femme, née de parents sains, est aliénée depuis la fin de 1852. D'après les renseignements que nous obtenons de sa famille, sa folie remonte à ses dernières couches, qui ont été laborieuses et ont amené plusieurs métrorrhagies très-graves. Elle a cherché à se suicider par inanition ; elle est hallucinée de la vue et croit voir des chenilles sur ses habits. Au moment de son entrée, le délire est des plus prononcés, il est difficile de lui faire prendre des aliments ; bientôt, elle tombe dans la stupidité et le marasme. L'état actuel étant la suite d'une folie puerpérale consécutive à un accouchement laborieux, M. Bazin croit à la possibilité d'une lésion de l'utérus. Après mille difficultés, cette malade est examinée au spéculum, et nous constatons une ulcération granuleuse du col. Malheureusement, le délire étant continu, tout traitement est impossible ; nous devons y renoncer.

Aujourd'hui, le délire de B... est devenu de la démence et de la stupidité. Il est impossible d'obtenir d'elle la moindre lueur de raison ; l'incurabilité est évidente, et nous avons tout lieu de penser que si la femme B... avait été soignée dans les premiers temps de sa maladie, sa folie aurait été guérie, tandis qu'il est très-probable que la lésion chronique de l'utérus a entretenu le délire qui l'a conduite à la démence.

Observation VIII.

La femme B..., âgée de cinquante-six ans, entre à l'Asile le 29 mai 1856, dans un état de délire général agité voisin de la démence ; elle est hallucinée de l'ouïe, croit être un ange ou une sainte, et est en outre persuadée qu'elle a des crapauds dans le ventre. (Ce fait est à noter.)

Déjà, de 1838 à 1840, elle a été aliénée, mais a été gardée dans sa famille, et on ne peut avoir sur cette première crise que peu de renseignements. Nous savons seulement qu'à cette époque son délire a été accompagné d'une grande tristesse.

Depuis son entrée jusqu'au jour de sa mort, 26 septembre 1857, son état mental n'a présenté aucun changement ; elle succombe à une entérite chronique, et rien n'avait fait soupçonner l'existence d'une maladie de l'utérus.

A l'autopsie, outre les lésions qui accompagnent la maladie dont elle est morte, nous trouvons l'utérus surmonté de deux tumeurs fibreuses, dont l'une a la grosseur d'un œuf de poule et est parfaitement pédiculée ; on reconnaît dans les parois de l'organe trois à quatre autres tumeurs de même nature qui sont encore continues dans l'épaisseur des parois ; le col de l'utérus est hypertrophié et porte un ulcère d'un aspect rouge et fongueux qui atteint les deux lèvres et pénètre dans la cavité du col ; cet ulcère, dont les bords sont coupés à pic, a la dimension d'une pièce de 2 fr.

L'existence de cette maladie inaperçue pendant la vie, peut rendre compte de la sensation que la femme B... rapportait à l'existence de crapauds dans son ventre ; les faits analogues sont nombreux dans la science.

D'après son aspect, cet ulcère du col devait remonter à longues années ; de plus, les tumeurs fibreuses, dont l'une était parfaitement pédiculée, devaient avoir une très-ancienne origine. Il est probable que ces lésions étaient contemporaines de la première crise de folie.

Si cette observation était isolée, elle pourrait être considérée comme de peu de valeur, car on pourrait objecter qu'il n'est pas interdit aux démentes d'avoir des ulcères du col de l'utérus et des tumeurs fibreuses ; mais quand nous considérons les observations précédentes, dans lesquelles la guérison de la lésion locale a ramené la raison, nous sommes forcé de reconnaître que si chez ces malades la lésion utérine avait été méconnue, la démence en eût été, comme dans les Observations VII et VIII, la conséquence fatale. — A l'autopsie, comme dans ce dernier cas, on aurait trouvé un ulcère du col de l'utérus, et cet ulcère n'eût pas été une simple coïncidence, mais bien, en premier lieu, une cause efficiente, et plus tard un obstacle à la guérison. Nous pensons donc que quoique nous n'ayons pas à invoquer une guérison ou une amélioration pour démontrer le *consensus* entre la lésion physique et la lésion mentale, cette observation n'en doit pas moins être prise en sérieuse considération. Elle nous prouve, comme la précédente, de quelle importance il est de rechercher dès l'origine, chez les aliénées, les lésions physiques dont la guérison peut ramener la raison.

Observation IX.

Émilie M..., âgée de quarante ans, couturière, venant de la Salpêtrière, service de M. Mitivié, entre à l'Asile le 2 mars 1856. Cette femme était à la Salpétrière depuis 1848.

Elle est d'une constitution peu robuste, née de parents sains.

Émilie M... est atteinte de délire mélancolique, suicide, avec hallucinations; elle croit qu'on a employé le magnétisme pour la rendre malade, et raconte qu'elle a été victime d'un viol qui est la cause de tous ses malheurs; mais ce viol s'est effectué par le magnétisme et à distance. Elle est d'une grande douceur; quelquefois, sans motif apparent, elle est prise d'accès de colère, mais contre elle-même; elle veut mourir, et à plusieurs fois cherche à s'étrangler. Cette malheureuse fille porte une tumeur probablement cancéreuse du corps de la matrice; cette tumeur, qui fait une saillie marquée dans la fosse iliaque droite, donne au toucher la sensation d'une masse solide, dure et bosselée; elle est accompagnée de fréquentes pertes de sang qui augmentent beaucoup aux époques menstruelles; l'exploration par le vagin est difficile, la membrane hymen existant encore; cependant il est possible, en introduisant l'extrémité du petit doigt, de découvrir une masse fongueuse dont le caractère n'est pas douteux.

La malade raconte qu'elle porte cette tumeur depuis l'époque de son entrée à la Salpétrière; elle l'accuse et avec raison de lui avoir dérangé l'esprit. Cette maladie l'empêche, dit-elle, de penser et lui fait désirer la mort. A l'époque des règles, les pertes abondantes qui surviennent augmentent son délire, et la plus grande surveillance est nécessaire pour l'empêcher de mettre fin à ses jours. C'est surtout à ces moments qu'elle se plaint de vives douleurs lancinantes.

La peau d'Émilie M... est de la couleur jaune-paille caractéristique, et nous ne doutons pas que cette lésion, après avoir causé la lypémanie et peut-être la démence, n'ait une terminaison fatale.

Dans ce cas, la médecine est impuissante, et nous devons nous borner à des palliatifs.

Au sujet de cette observation, je dois faire une remarque.

Les adversaires de l'existence des folies sympathiques peuvent dire : Cette malade a éprouvé et éprouve encore les vives douleurs que cause le cancer utérin ; elle a parfaitement conscience de l'existence en elle d'une maladie des plus graves ; il n'est donc pas étonnant que son moral soit atteint, et s'il est affecté, il ne l'a été que consécutivement aux tristes idées que lui a inspiré sa malheureuse position.

« Ne peut-il arriver, a dit M. Buchez dans la dernière discussion, que ce qu'on attribue à une lésion éloignée provienne de la préoccupation où jette cette même affection ; le trouble mental n'émane pas directement de la stimulation nerveuse, mais il résulte des commentaires exagérés auxquels la souffrance donne lieu. »

Je ne nie pas que, dans ce fait, ce mécanisme ne soit possible, mais il est peu probable ; d'abord il se comprendrait mieux chez une femme appartenant à une classe plus éclairée de la société : Émilie est une simple femme du peuple, son imagination est bornée; elle souffre, mais ne fait pas de commentaires exagérés sur sa souffrance.

En outre, il n'est nullement utile, pour qu'un malade atteint d'une lésion physique devienne sympathiquement aliéné, qu'il ait conscience de l'existence de cette lésion. M. Cerise définit la sympathie « un rapport de souffrance se manifestant, sans que nous en ayons conscience, entre des parties qui n'ont pas entre elles d'étroites relations fonctionnelles. La sympathie, ajoute-t-il, n'est point une fonction, et elle n'est pas, quand elle se manifeste, accessible à la conscience ; la lésion d'une partie retentit dans une autre sans que dans l'intervalle nous soyons avertis de ce retentissement prochain, sans que, à plus forte raison, nous puissions le prévenir. » Je dirai en outre, comme M. Loiseau, que le délire sympathique est une action reflexe au même titre que les convulsions dans les affections vermineuses. Or, je le demande, quel est le malade qui a conscience de la présence des vers dans son intestin ? Et dans la pratique, de même que lorsqu'un enfant a des convulsions nous supposons qu'elles peuvent être sympathiques de la présence des vers dans l'intestin, de même (c'est du moins mon opinion) lorsque nous verrons une femme atteinte de lypémanie, et en particulier de lypémanie homicide ou suicide, nous pourrons supposer que ce délire est sympathique d'une lésion utérine ; nous ferons des recherches dans ce sens et nous en déduirons l'indication thérapeutique.

Pour ne pas sortir de mon sujet ; les observations que j'ai citées plus haut ne sont-elles pas la preuve évidente qu'une action cachée, une influence secrète, une sympathie enfin peut exister entre l'utérus malade et l'organe de la pensée ? — la maladie de l'un a amené le trouble des fonctions de l'autre, puisque la guérison du premier a rétabli les fonctions du second, le tout sans que les malades aient eu nullement conscience de cette cause cachée, et par suite aient pu être impressionnées de sa gravité.

Du reste, je tiens à constater que si l'objection de M. Buchez, que j'ai signalée plus haut, peut à la rigueur être appliquée à l'Observation IX, cette objection ne pourrait être faite à aucune autre des observations que je cite.

Observation X.

La malade qui fait le sujet de cette observation a eu à Bordeaux un moment de triste célébrité.

Mme X... a été placée dans l'Asile par autorité de justice le 9 mai 1845, à l'âge de quarante-un ans.

Elle est née à La Martinique; elle est d'une constitution robuste; rien n'indique une cause héréditaire.

Neuf ans avant son entrée, en 1836, elle a reconnu dans la région hypogastrique droite l'existence d'une tumeur assez sensible à la pression, mais qui devient très-douloureuse à l'époque des règles; elle a souffert d'élancements dans cette région, de douleurs lombaires, et a eu des pertes blanches abondantes. Dès cette époque, d'après les renseignements consignés sur les registres de l'Asile, son caractère, déjà naturellement irritable, est devenu triste et sombre; elle s'est imaginée que son mari en voulait à ses jours; elle l'entend qui profère contre elle des menaces de mort; enfin, elle est

évidemment hallucinée de l'ouïe. Fatiguée de cet état
dont elle ne peut se rendre compte, elle veut quitter
son mari et retourner à La Martinique. Elle s'embarque ;
mais quelques heures après son départ, elle est prise
d'un violent désespoir et cherche à se suicider par sec-
tion des veines ; on s'oppose à cette tentative, et le
capitaine la met à terre. Revenue auprès de son mari,
qui exerçait la médecine dans les environs de Bordeaux,
elle est bientôt reprise des mêmes hallucinations. Malgré son état de folie évidente, malgré les conseils qui
lui sont donnés, M. X... persiste à la garder auprès de
lui.

Une nuit, à la fin d'avril 1845, elle croit entendre
son mari, qui dormait auprès d'elle, prononcer ces
paroles : *Imbécile qui croit que je veux la laisser vivre ;* elle entend en même temps les démons qui sont
d'accord avec lui pour la faire mourir ; alors, elle se
lève, descend dans la cuisine, s'arme d'un long couteau et le plonge dans la poitrine de son mari toujours
endormi : la mort fut instantanée. Mme X... fut conduite
en prison, et dès les premiers jours, elle donna des
signes non douteux d'aliénation mentale ; alors, elle fut
adressée à l'Asile public. Sur le rapport du Médecin en
chef de l'Asile, une ordonnance de non lieu fut rendue,
et cette malade fut maintenue dans la maison pour le
reste de ses jours. M. Bazin, dans son rapport, reconnaît et constate l'état physique suivant : Tumeur dure,
bosselée, d'un volume considérable dans la fosse iliaque
droite ; sensibilité à la pression ; hypertrophie du col de
l'utérus. Il ajoute : Comme après les lésions des centres

nerveux, il n'y en a point qui perturbe plus souvent l'intelligence que les affections de l'utérus et de ses annexes, nous pensons qu'elle doit être maintenue, etc.

Mme X... est dans l'Asile depuis douze ans, et son état mental n'a point changé; elle parle peu, se met quand on la contrarie dans de violentes colères; elle a tout l'aspect d'une mélancolique tranquille, et travaille tout le jour; elle est toujours hallucinée, répond à des voix imaginaires, et fait mille gestes incompréhensibles; son état physique s'est aggravé; la tumeur dont nous avons parlé plus haut s'est énormément développée, et Mme X... a tout l'apect d'une femme enceinte de neuf mois; cette tumeur, qui paraît adhérente au corps de la matrice, présente probablement un commencement de ramollissement, car la malade, qui a aujourd'hui cinquante ans, a fréquemment des pertes abondantes blanches et rouges; cependant, elle ne paraît pas en souffrir. Par un examen plus approfondi, on pourrait mieux préciser l'état actuel, mais Mme X... est d'une irritabilité extrême; elle prétend que son ventre n'est pas gros, qu'elle n'en souffre pas, et se refuse à toute exploration. L'évidence de la maladie est telle, que je n'ai pas cru devoir insister.

Nous retrouvons chez cette dame tous les caractères si tranchés de la plupart des Observations qui précèdent : — lésion grave et chronique des organes génitaux, lypémanie suicide et homicide, et comme chez quelques-unes, démence future ou mort par suite de maladie utérine au-dessus des ressources de l'art.

Les faits que je vais joindre aux dix qui précèdent

n'ont peut-être pas la même valeur, mais la rareté de
la lésion utérine m'engage à les rapporter ici, sans qu'il
me soit possible d'affirmer si la lésion locale a provoqué
ou entretenu l'aliénation. — Ce n'est qu'une probabilité.

Observation XI.

G..., femme C..., âgée de trente-deux ans, mariée
à un instituteur primaire, entre à l'Asile le 20 septembre 1856.

Depuis un an, cette femme n'est plus réglée ; quelques mois après la cessation de ses règles, elle est atteinte
d'une hystéromanie poussée à l'excès : — d'une conduite jusqu'alors convenable, elle court littéralement
après les passants sur les routes pour les supplier de la
satisfaire. Son mari, compromis par sa conduite, la place
dans l'Asile. A son entrée, M. le médecin en chef constate une occlusion complète du col de l'utérus ; la muqueuse qui recouvre l'orifice utérin est parfaitement lisse
et unie, une légère dépression correspondant à l'ouver-
ture fermée indique seule sa place ; du reste, il n'y a
actuellement ni engorgement ni ulcération. — Ses règles,
je l'ai dit plus haut, avaient cessé de couler un an avant
l'entrée de la malade dans l'Asile, et rien, à aucun jour
du mois, n'indique la nécessité de rétablir le passage
fermé. Quant au cathétérisme du col, il a été tenté, et
il est absolument impraticable. — Il reste à discuter l'op-
portunité d'une opération plus sérieuse et la manière de
la pratiquer. Il faudrait d'abord établir le mode de for-
mation de cette sorte d'infirmité. Il est probable qu'à une

époque plus ou moins éloignée, cette malade a été atteinte d'ulcération granuleuse, non-seulement de l'orifice, mais des parois de la cavité du col. L'épithélium détruit, rien ne s'est plus opposé au contact parfait de bourgeons végétants; l'occlusion a pu se faire; seulement elle a dû être favorisée par certaines circonstances particulières, telles que, par exemple, l'absence de sécrétions utérines pendant un temps plus ou moins long. Sans ces circonstances, cette lésion serait beaucoup plus fréquente, car les ulcérations de la cavité du col sont loin d'être rares.

L'occlusion s'étend-elle dans toute la profondeur de la cavité cervicale? C'est ce que l'opération pourrait seule démontrer.

Quant à l'opération elle-même, je pense qu'il serait plus prudent de rétablir cet orifice par le moyen de la cautérisation, et le mode qui me paraîtrait offrir le plus de garanties serait la galvano-caustique. Par cette méthode, en effet, et surtout avec les modifications que M. Broca s'occupe actuellement de lui apporter, l'opération présenterait le moins de chances de danger possible.

Si cette opération était faite et l'orifice utérin rétabli, on saurait parfaitement, par l'influence qu'elle aurait sur l'état mental, jusqu'à quel point cet état est sous la dépendance de la lésion physique. Aujourd'hui, Mme G... est moins hystéromaniaque que dans les commencements de son séjour dans l'Asile; mais la maladie persiste encore, et rien ne fait prévoir l'époque d'une guérison définitive.

M. Bazin a observé dans sa pratique une lésion physique analogue. La malade est âgée de quarante-cinq

ans, et l'occlusion est également complète. — Elle n'est
pas aliénée ; seulement, depuis que cette infirmité existe,
la femme qui la porte est devenue triste et morose, et
son caractère s'est sensiblement modifié.

Les 11 faits qui précèdent peuvent se décomposer de
la manière suivante :

7 lypémanies suicides ou homicides ;
1 lypémanie simple, mais très-dangereuse ;
2 démences consécutives à des lypémanies ;
1 hystéromanie.

DEUXIÈME SÉRIE.

Les 29 faits qui vont suivre ont été empruntés aux
registres de l'Asile depuis 1843 ; les renseignements
qu'il m'a été possible d'avoir sur ces malades sont loin
d'être aussi complets que dans les observations précédentes ; ainsi, je n'ai rien pu savoir sur la question
d'hérédité ; de plus, les faits déjà cités se sont passés
sous mes yeux ; les autres remontent à une époque où
je n'étais pas encore attaché à l'Asile. Quoi qu'il en soit,
les notes concernant ces faits ont été écrites sous la dic-
tée de M. Bazin, et je puis répondre de leur parfaite
exactitude. Je n'en donnerai qu'une analyse sommaire.

Observation I.

M..., quarante ans, entrée le 24 novembre 1842, morte le 19 septembre 1845 de phthisie pulmonaire.

Cette malade était pendant sa vie atteinte de lypémanie compliquée de refus des aliments. On rencontre à l'autopsie une tumeur fibreuse de la dimension d'une orange, adhérente à l'un des ovaires, une hypertrophie de la paroi antérieure de la matrice et une inflammation chronique du col.

Observation II.

M..., trente-sept ans, entrée le 16 juin 1842, morte le 6 mars 1844.

Délire mélancolique.

Kystes sanguins dans les ovaires, hypertrophie du col de l'utérus. Cet organe est transformé en un tissu ramolli offrant toutes les apparences du cancer; l'utérus présente un commencement de dégénérescence, sa muqueuse est ulcérée en plusieurs points.

Observation III.

Ch., soixante-sept ans, entre le 28 février 1844, meurt en juillet même année.

Délire maniaque voisin de la démence.

Le col de la matrice est entièrement détruit par un ulcère cancéreux; le corps de l'organe présente des noyaux squirrheux disséminés.

Observation IV.

T..., cinquante-sept ans, entre le 5 février 1830, meurt le 5 août 1844 de phthisie pulmonaire.

Démence.

Induration et hypertrophie des ovaires, tumeurs fibreuses de diverses dimensions, adhérentes à la matrice ou contenues dans son tissu.

Observation V.

B..., cinquante ans, entrée le 5 janvier 1844, morte le 6 mars 1845 de pneumonie.

Délire mélancolique.

Engorgement considérable du corps et du col de la matrice, tumeurs fibreuses de petite dimension disséminées dans le tissu de l'organe.

Observation VI.

G..., cinquante-deux ans, aliénée depuis 1818, meurt en juillet 1845.

Démence.

Kyste ovarique de 0,15 centimètres de diamètre à droite, ovaire gauche induré, tumeur fibreuse développée dans la paroi antérieure de la matrice, ulcération du col et inflammation chronique de tout l'organe.

Observation VII.

M..., cinquante-deux ans, entrée en janvier 1847, meurt le 6 février même année de fièvre typhoïde.

Délire mélancolique, refus des aliments.

Polype muqueux de dimension moyenne (0,08) ayant son point d'implantation dans la cavité du col et se développant dans le vagin.

Observation VIII.

P..., trente ans, venant de l'hôpital Saint-André, entrée le 8 mai, morte le 10 des suites d'une inanition prolongée.

Lypémanie suicide par refus d'aliments.

Matrice trois fois plus volumineuse que d'habitude, transformée en un tissu ramolli qui se déchire sous le doigt; col et muqueuse noirâtres et ramollis, traces d'une violente métrite chronique.

Observation IX.

B..., vingt-neuf ans, entrée le 24 septembre 1850, morte le 2 mai 1851 de ramollissement cérébral aigu.

Délire mélancolique.

Matrice offrant trois fois le volume ordinaire, ulcère noir et inégal sur toute la partie vaginale du col.

Observation X.

L..., âgée de trente ans, entrée le 6 mai 1850, morte le 9. Cette femme est apportée à l'Asile presque mourante, atteinte de lypémanie suicide depuis environ sept mois; elle s'est précipitée par une fenêtre; après trois jours de séjour, elle meurt des suites de sa chute.

Matrice ayant une fois et demie le volume normal, ulcère profond du col et inflammation chronique de la muqueuse vaginale et vulvaire.

Observation XI.

L...., trente-deux ans, entrée en 1845, morte le 6 juillet 1851 de phthisie pulmonaire.

Délire général.

Hypertrophie de la matrice, masses cancéreuses adhérentes à ses parois; ovaire droit transformé en encéphaloïde ramolli.

Observation XII.

D..., entrée le 28 février 1848, morte le 7 septembre 1851 de pneumonie.

Lypémanie suicide.

Cancer de l'utérus non ulcéré.

Observation XIII.

C..., trente et un ans, entrée en juin 1851, morte en septembre même année.

Lypémanie religieuse.

Cette femme vient des Landes et est atteinte de la pellagre. Profonde ulcération du col de la matrice, hypertrophie et induration du tissu de l'utérus.

On peut objecter que chez cette malade la pellagre suffit à expliquer la folie.

Observation XIV.

C..., sourde-muette et imbécile, vingt-neuf ans, entrée en janvier 1852, morte en septembre même année d'apoplexie cérébrale.

Un mois avant sa mort, elle avait commencé à refuser les aliments. Ulcération profonde du pourtour du col de l'utérus.

Observation XV.

L...., quarante ans, entrée en août 1850, morte en janvier 1853.

Délire général.

Meurt de congestion cérébrale à la suite d'accès épileptiformes prolongés. Vaginite chronique, ulcère du col.

Observation XVI.

L... Catherine, femme L...., ménagère, entrée dans l'Asile le 16 octobre 1852, âgée de quarante-neuf ans.

Démonomanie.

Se croit la femme du diable et indigne de vivre; elle a des accès de lypémanie très-caractérisés; à trois reprises, elle a cherché à se suicider et exige la plus grande surveillance. Accès de fureur. — Cancer ulcéré de l'utérus.

Elle est rendue à sa famille, qui la réclame, le 29 du même mois.

Déjà, en 1850, elle a passé un mois dans l'Asile avec les mêmes symptômes.

Observation XVII.

Th..., veuve B..., soixante-deux ans, entrée le 10 février 1853, rentière.

Cette malade, qui est en démence depuis plusieurs années, est folle depuis plus de dix ans, et les commen-

cements de sa maladie ont été une mélancolie très-
caractérisée. Elle meurt le 19 juin 1855. Sa mort est
causée par un cancer de l'utérus.

Observation XVIII.

R..., femme X..., quarante-six ans, journalière, entrée le 11 avril 1853.

Lypémanie.

Deux tentatives de suicide par immersion. Elle est très-
dangereuse et profère des menaces de mort. Elle est
atteinte d'une affection cancéreuse du col de l'utérus,
pour laquelle elle se refuse à tout traitement. Après cinq
mois de séjour dans l'Asile, elle est rendue à son mari,
plus tranquille, mais non guérie.

Observation XIX.

Mme S..., trente ans, propriétaire, entrée dans l'Asile
pour la première fois le 30 mai 1853.

Cette malade est atteinte de délire mélancolique; elle
croit à sa fin prochaine; Dieu la punira pour tous les
crimes qu'elle prétend avoir commis.

Ulcération du col de l'utérus; commencement de
traitement; malheureusement la famille de la malade
la retire peu après en promettant de faire continuer les
mêmes soins. L'année suivante, en 1854, Mme S... revient à l'Asile dans un état de démence incurable. Pendant tout le temps qu'elle a passé chez elle, elle n'a subi
aucun traitement.

3*

Observation XX.

U..., veuve D..., soixante-six ans, entrée le 6 juin 1853, décédée le 1er février 1855.

Démence agitée.

Cancer de la matrice et du rectum.

Observation XXI.

B..., femme D..., cinquante-six ans, entrée le 10 décembre 1853.

Délire mélancolique, refus des aliments. Idées religieuses exaltées avec hallucinations; elle croit recevoir souvent la visite du Christ et prétend avoir eu des rapports charnels avec lui; cette énormité sera, dit-elle, la cause de sa damnation.

En même temps, Mme D... a des métrorrhagies alternant avec des pertes blanches, avec sensation de pesanteur dans le bas-ventre et douleurs lombaires, enfin tous les signes rationnels les plus évidents d'une maladie de l'utérus. Elle se refuse à toute exploration.

Bains, repos, soins généraux.

Mme D... sort améliorée le 30 septembre 1855.

Observation XXII.

Marie M..., femme C..., soixante-sept ans, venant du Dépôt de Mendicité, entre à l'Asile le 1er avril 1854.

Démence agitée.

Elle meurt d'un cancer ulcéré de l'utérus.

Observation XXIII.

M..., femme L..., cinquante-deux ans, entrée à l'Asile pour la première fois le 29 juin 1854.

Cette malade, qui depuis cette époque est revenue à l'Asile à quatre ou cinq reprises, est atteinte de lypémanie suicide. Elle porte depuis cinq ans une tumeur dans la fosse iliaque droite; cette tumeur a les dimensions de la tête d'un fœtus à terme, et dépend des organes génitaux, probablement d'un ovaire; en outre, le col est dur et engorgé. Quelquefois la malade ressent dans sa tumeur des douleurs très-vives. Il est à remarquer que dans les premiers temps de son aliénation, Mme L... a eu des accès de nymphomanie très-caractérisés. Cette malade, qui n'est pas dangereuse, est surveillée par sa famille; elle peut être considérée comme incurable. Il est probable que sa lypémanie se transformera en démence.

Observation XXIV.

M..., femme M..., âgée de trente-six ans, entrée le 20 mai 1855.

Cette femme, qui a commis des crimes imaginaires, veut se laisser mourir de faim; ses enfants sont, dit-elle, partis pour Sébastopol et doivent y mourir; or, ils ont trois et cinq ans; enfin, elle est lypémaniaque à l'excès.

En outre, elle a des métrorrhagies, perd des caillots, a des douleurs lombaires, des pertes blanches, enfin présente tous les signes rationnels d'une maladie utérine; elle se refuse à toute exploration et à tout traitement.

Après deux ans de séjour dans l'Asile, son état mental s'est amélioré, et il est possible de la rendre à sa famille, qui réclame sa sortie ; cependant, elle est loin d'être guérie. Je n'ai pas pu avoir de renseignements ultérieurs.

Observation XXV.

J..., femme D..., entrée le 22 janvier 1852, cinquante-huit ans.

Démence agitée, succédant à une lypémanie.

Meurt, le 21 décembre 1854, d'un cancer de l'utérus.

Observation XXVI.

Thérèze B..., veuve H..., soixante-sept ans, entrée le 22 août 1856.

Démence agitée ; très-dangereuse.

Meurt, le 24 août 1856, d'un cancer de l'utérus et du rectum.

Observation XXVII.

Marie D..., cinquante ans, entrée le 21 juin 1852 ; meurt le 8 janvier 1856.

Démonomanie suicide.

A l'autopsie, on découvre des tubercules dans le poumon, un cancer du pancréas, et un cancer de l'utérus ulcéré, qui paraît avoir déterminé la mort.

Observation XXVIII.

Louise, D... âgée de vingt-cinq ans, est apportée à l'Asile le 12 août 1851 ; meurt trois jours après, le 15, d'une attaque d'apoplexie.

Cette malade vient de l'hôpital Saint-André, où elle

a présenté tous les caractères de la lypémanie la plus caractérisée, avec refus d'aliments et volonté de se laisser mourir de faim.

A l'autopsie, outre l'hémorrhagie cérébrale qui a déterminé la mort, on rencontre une métrite chronique avec augmentation de volume de l'utérus et ulcération profonde du col.

Observation XXIX.

Delphine A..., quarante-deux ans, entrée le 5 juillet 1855, meurt le 27 mai 1856.

Démence agitée.

Tumeur hypogastrique de la dimension d'une tête d'enfant formée par le corps de l'utérus, transformé en tissu encéphaloïde ramolli et ulcéré.

Les 29 faits qui précèdent peuvent se décomposer de la manière suivante :

20 lypémanies, sur lesquelles 13 suicides ;

7 démences, presque toutes consécutives à des lypémanies ;

2 délires généraux.

Je dois faire remarquer que les renseignements que j'ai pu avoir sur la vie de ces malades sont, comparativement aux faits de la première série, assez incomplets (1). Je ne doute pas que s'il m'eût été possible

(1) Si dans un grand nombre des Observations précédentes, l'étude physique des lésions pendant la vie a été incomplète, cela tient à ce que jusqu'à ces dernières années l'exploration des organes génitaux a présenté à M. le Médecin en chef des obstacles qui n'existent plus aujourd'hui.

d'avoir l'histoire détaillée de ces aliénations, je n'y eusse trouvé une proportion de suicides ou d'homicides plus considérable, et analogue à celle de la série précédente.

En résumé, les 40 Observations que j'ai citées comprennent :

30 lypémanies, sur lesquelles au moins 20 ont été compliquées d'idées de suicide ou d'homicide;

7 démences, consécutives presque toutes à des lypémanies;

2 délires généraux;

1 hystéromanie.

Le nombre relativement considérable des faits que je viens de citer m'a donné l'idée de rechercher dans les auteurs les cas analogues; il semble, en effet, que si, sur une population de 300 femmes que renferme en moyenne l'Asile de Bordeaux, j'ai pu rassembler ces observations, les faits analogues ont dû se rencontrer en grand nombre dans les autres Asiles. J'ai été étonné du petit nombre qui ont été publiés.

Voici les principaux que j'ai pu rencontrer :

1° Le fait cité par M. Gautier de Claubry à la Société d'Émulation :

Une jeune femme eut pendant une première grossesse un accès d'aliénation mentale qui guérit après son accouchement. Dix ans après, elle devint folle de nouveau; on la crut enceinte. Dans l'incertitude de la nouvelle grossesse, on consulta Boyer. Ce chirurgien annonça la présence d'un polype dans l'utérus; il fut enlevé : l'aliénation mentale cessa aussitôt.

2º Les faits de Lisfranc, cités, comme le précédent, par M. Loiseau :

Dans le deuxième volume de la *Clinique chirurgicale de la Pitié*, ce chirurgien cherche à établir qu'un grand nombre d'affections diverses regardées comme idiopathiques sont souvent symptomatiques et dépendent d'une lésion de l'utérus. « La matrice est le foyer du mal d'où s'irradient des souffrances qui, souvent, ne s'y font pas sentir, et qui sévissent avec force plus ou moins loin d'elle. »

Ces faits sont au nombre de six : deux seulement se rapportent à l'aliénation mentale proprement dite ; les quatre autres sont relatifs à une chorée, à un état simulant l'épilepsie, à une hystérie violente, et à une paraplégie. Les malades atteintes de ces affections nerveuses portaient des engorgements ou des ulcérations du corps et du col de la matrice ; la guérison des lésions locales a pu amener celle des maladies nerveuses.

Les deux cas de guérison d'aliénation mentale se rapportent :

Le premier, à une femme de vingt-huit ans appartenant à une famille dans laquelle on n'avait jamais observé la folie. Cette femme perdit la raison et prit son mari en haine ; elle avait eu huit enfants ; sa conversation roulait constamment sur l'acte de la génération. Lisfranc la toucha, et trouva un engorgement considérable de la paroi antérieure de la matrice avec hypertrophie du col ; la lèvre postérieure de celui-ci offrait une érosion de la largeur d'une pièce d'un franc. La cautérisation et les soins convenables amenèrent la guérison de cette lésion organique, et six mois après l'aliénation mentale avait complétement disparu. Après trois ans de calme, la maladie revint sous l'influence d'une grossesse, mais céda à une forte émission sanguine.

Le deuxième fait concerne une nymphomanie. Chez cette malade, le corps de l'utérus était hypertrophié, et le col, dilaté, était aussi hypertrophié. Le traitement des engorgements fit disparaître les accidents cérébraux. Lisfranc ajoute avoir constaté d'autres faits analogues.

J'ai rencontré le fait cité par M. Belhomme, qui lui est commun avec Lisfranc.

Une dame, à chacune de ses grossesses, avait eu un accès de folie. Un nouvel accès se déclara et on la crut enceinte. Elle se plaignait d'une vive douleur à la matrice; elle fit venir Lisfranc, qui l'examina et trouva une hypertrophie du corps de la matrice et une inflammation du col avec des érosions. Cette aliénée fut soumise à un traitement sédatif, et à mesure que la maladie de matrice se guérissait, elle éprouvait aussi une amélioration dans les facultés mentales. Enfin, elle guérit parfaitement de ses deux affections.

Plus, trois autres observations, de M. Belhomme, de folies survenues sous l'influence de carcinômes utérins, et qui ont cédé avec un traitement palliatif de la maladie utérine. Il est à remarquer que l'une de ces folies était une lypémanie avec propension à l'homicide.

Dans la dernière discussion, M. Baillarger cite sans détails un fait qu'un praticien de ses amis lui a communiqué. Une dame atteinte d'une affection de l'utérus était devenue aliénée, et l'application d'un pessaire a fait cesser le trouble cérébral.

Ce même aliéniste a mentionné, sans le nommer, un praticien étranger qui a affirmé guérir certaines affections mentales par la cautérisation du col de l'utérus. Je n'ai pu, malgré mes recherches, trouver le nom de ce praticien, et j'ignore s'il cautérise l'utérus sain comme moyen révulsif, ou s'il cautérise pour guérir l'utérus malade. Ce fait est à éclaircir.

RÉFLEXIONS.

Ne mettant pas en doute l'existence des folies sympathiques, je n'entrerai pas dans le fond du débat qui s'est élevé à la Société médico-psychologique. Je crois, comme plusieurs de ses honorables membres, que cette question est de celles qui doivent être éclairées par des faits, et j'ai publié ceux qu'il m'a été donné d'observer.

. Seulement, après les avoir consciencieusement rapportés, je dois me demander s'ils remplissent bien les conditions exigées pour être véritablement des exemples de folie sympathique (je parle surtout ici des observations de la première série).

Dans la dernière discussion, M. Maury a fait observer avec raison que chez des malades que l'on croyait devenus aliénés sympathiquement à la maladie d'un organe, on avait découvert qu'il existait des aliénés dans la famille, et que, par suite, la seule cause probable devait être l'hérédité.

J'ai eu le soin de m'enquérir de cette cause; c'est la première question de tous les renseignements que nous prenons auprès des familles, et aucune des malades ne l'a présentée.

M. Parchappe demande qu'une folie dite sympathique présente ce caractère d'être venue avec la maladie d'un organe et de disparaître avec la souffrance de ce même organe. Je crois que les faits suivis de guérison présentent rigoureusement cette condition Ceux même qui ne sont pas suivis de guérison la présentent aussi, car l'incurabilité de la maladie organique a entraîné l'incurabilité de l'aliénation.

M. Baillarger demande, comme M. Maury, qu'il soit établi qu'il n'y a pas de folie héréditaire, et que les désordres de l'esprit ont été en diminuant avec la maladie de l'utérus.

Chez nos malades guéries, il est facile de constater la présence de cette dernière condition, qui a existé jusqu'à l'évidence et m'a particulièrement frappé.

M. Buchez a fait judicieusement observer que ce qu'on attribue à une lésion éloignée peut provenir de la préoccupation où jette cette même affection, et que le trouble mental peut provenir des commentaires exagérés auxquels la souffrance donne lieu.

J'ai déjà reconnu la vérité de cette remarque, et j'y ai répondu à propos de la seule de mes observations à laquelle elle puisse à la rigueur être faite.

En comparant entre eux, d'une manière générale, les 40 faits que je viens de raconter, je dois dire que j'ai été particulièrement frappé d'une chose : c'est que presque toutes ces maladies ont été lypémaniaques suicides ou homicides.

M. Loiseau pense que, dans l'état actuel de la science, on ne peut soutenir l'opinion du rapport des affections mentales avec la lésion de tel ou tel organe. Je crois bien, comme lui, que toutes les fois qu'une aliénée sera lypémaniaque suicide ou homicide, elle n'aura pas nécessairement une maladie de l'utérus; mais, pour moi, les faits produits sont suffisants pour établir dans la pratique, entre la lypémanie suicide et homicide et les maladies de l'utérus, une liaison d'une grande importance clinique, et je me considère comme suffisamment autorisé à remonter de l'une à l'autre, à chercher à guérir l'une par l'autre. Les moyens de guérison que possède notre spécialité ne sont pas si nombreux, qu'on puisse dédaigner cette ressource; et je ne mets pas en doute que si cette voie était largement suivie (le peu de faits analogues que j'ai rencontrés dans les auteurs m'autorise à parler ainsi), je ne doute pas, dis-je, qu'on ne découvrît un grand nombre de maladies utérines qui passent inaperçues, et que par suite on ne guérît quelques malades de plus.

Seulement, il faudrait agir vite et ne pas perdre à faire un traitement purement moral un temps bien précieux. La lésion mentale, quand elle a pris un long domicile, devient inattaquable; la mélancolie devient démence. De son côté, la lésion physique peut en s'aggravant dépasser les ressources de l'art : le polype deviendra inopérable, l'engorgement, chronique, l'ulcère simple se fera cancroïde infectant. Si la maladie est un cancer, un kyste multiloculaire, ou quelqu'une de ces lésions au-dessus des ressources de la chirurgie, il ne restera plus au médecin que les calmants et les palliatifs ; mais avec eux encore, il aura la satisfaction de diminuer les désordres cérébraux s'il ne peut les guérir. Enfin, il pourra retarder le moment où la lypémanie se fera démence.

S'il ne m'est pas permis d'établir aujourd'hui d'une façon irréfragable que les troubles cérébraux se liant aux maladies de l'utérus, se montrent toujours sous la forme de la lypémanie suicide ou homicide, il m'est permis de penser que cette forme est de beaucoup la plus fréquente, et que la plupart du temps il en est ainsi. Des recherches continuées dans ce sens pourront, je l'espère, corroborer cette idée et influer sur la curabilité de cette variété d'aliénation mentale.

La remarque plus générale que la folie qui a son origine dans les maladies organiques ou fonctionnelles des organes abdominaux, est la folie mélancolique, est loin d'être nouvelle. Je renverrai sur ce point aux savantes recherches de M. Loiseau ; je n'extrairai de son travail que ce qui touche plus particulièrement à mon sujet

Sennert décrit une forme de mélancolie provenant de l'utérus.

Reid admet un rapport sympathique entre la folie hypochondriaque et les lésions matérielles des organes abdominaux.

Esquirol considère le suicide comme étant le plus souvent secondaire, et fréquemment déterminé par des affections abdominales.

Ces opinions sont celles de Gall et de Spurzheim.

M. Anceaume, dans sa thèse, reconnaît que la mélancolie peut être entretenue par des maladies locales plus ou moins graves des organes abdominaux.

M. Landouzy a observé un cas de dysménorrhée compliquée de lypémanie suicide.

M. Guislain professe que l'âge critique est dans quelques cas, chez la femme, le générateur spontané des maladies mentales, notamment de la mélancolie et de l'hypocondrie.

Friedrich soutient que les maladies mentales sympathiques des affections du système génital paraissent *quelquefois* caractérisées par le penchant au suicide ou le penchant au meurtre proprement dit.

Je soutiens les mêmes idées que le savant allemand; seulement, au lieu de dire *quelquefois*, je dirai *presque toujours*.

Les mêmes penchants homicides ou suicides ont été souvent observés dans la folie puerpérale et dans la mélancolie qui suit parfois les troubles de la menstruation.

Je n'ai pas l'intention de chercher à démontrer comment une lésion organique ou fonctionnelle de l'utérus peut agir sympathiquement sur le cerveau; cette action est du nombre des phénomènes que l'expérience force à admettre, mais que la théorie n'explique pas. Cependant, en raisonnant par analogie, en étudiant les faits d'un ordre inférieur, on arrive à comprendre l'existence des folies sympathiques par cause utérine. Qui ne sait que le moindre dérangement des fonctions de l'utérus, un retard de quelques jours dans les règles, provoque un changement dans le caractère : la femme la plus douce se sent envahie par la tristesse et l'impatience, tout l'ennuie, les plaisirs mêmes lui sont à charge. L'innervation de cet organe si sensible est-elle troublée, nous voyons arriver l'hystérie, la catalepsie, le somnambulisme, enfin tous ces états étranges, toutes ces névropathies, dont quelques-unes ne sont graves qu'en apparence, dont d'autres peuvent devenir fatales. L'épilepsie elle-même, la plus terrible de toutes, est jusqu'à un certain point sous la dépendance des fonctions utérines ; j'en ai un exemple sous les yeux. Depuis plus de dix ans, M. Bazin fait relever chaque jour le nombre des attaques de nos épileptiques, qui sont au nombre de trente à quarante, avec l'indication des époques menstruelles : chez toutes, à cette époque, les attaques sont plus fréquentes ; beaucoup même n'en ont qu'à ce moment. Les délires de toute espèce sont plus intenses pendant les règles : c'est un fait reconnu de tous.

J'ai parlé plus haut de catalepsie ; nous avons dans l'Asile une jeune fille de vingt-deux ans cataleptique ; ses crises sont mensuelles. Deux jours avant son époque, elle tombe dans une torpeur toute spéciale ; la malade se tient assise et peut marcher quand on l'entraîne, mais elle est insensible à la douleur ; ses yeux sont fixes, ses membres conservent les positions qui leur sont données ; elle ne mange que par force et ne sait plus satisfaire à ses besoins naturels ; cet état bizarre dure tout le temps des règles, plus deux jours, et jusqu'au mois suivant la malade est en parfaite santé.

On sait très-bien aujourd'hui les désordres nerveux, je dirai même moraux, qu'amènent les déplacements utérins ; combien de femmes atteintes de ces maladies tombent dans la tristesse et le découragement le plus profond. Cet état mental n'est pas la folie, mais il est un pas vers elle; on comprend que, par la persistance des lésions de ce genre, la tristesse se change en lypémanie et devienne aliénation.

Le même état mental accompagne souvent les désordres de la menstruation, l'état puerpéral et la lactation; et les faits ne manquent pas pour prouver que la plupart des folies qui accompagnent ces états, sont plus particulièrement des lypémanies avec tendance au meurtre ou au suicide. Nous avons, entre autres, dans l'Asile, une femme qui, dans un accès de folie puerpérale, a précipité son enfant dans un puits.

Je pourrais citer d'autres faits analogues empruntés à différents recueils, mais ce serait sortir de mon sujet.

Depuis le trouble fonctionnel le plus léger jusqu'à la lésion organique la plus grave, nous voyons donc la sympathie mentale émanée de l'utérus revêtir toujours la même forme, mais avec des degrés d'intensité bien différents. La douce mélancolie qui apparaît chez la jeune fille dont l'utérus fonctionne pour la première fois est le premier anneau d'une longue chaîne dont le dernier peut être la démence consécutive à la lypémanie homicide.

On ne donne d'habitude le nom de folie qu'à un désordre mental arrivé à un degré qui nous frappe; mais les degrés, pour arriver à cet état qui frappe l'attention de tous, sont nombreux, et la gradation en est presque insensible. Il est bien vrai qu'on ne peut dire d'une fille qui a un retard dans ses règles, et qui est dans l'état

triste et mélancolique que tout le monde connaît, qu'elle
est folle. Cependant, si nous voulons être exact, nous
dirons que la persistance, l'acharnement que mettent
les idées tristes de toute espèce à assiéger l'esprit, en-
lèvent à l'exercice de la pensée un peu de sa liberté.
L'homme triste qui a un motif évident d'être triste n'en
pense pas moins librement; il apprécie le motif de sa
tristesse, le temps et l'oubli en font justice; mais que
ce motif manque, et c'est ce qui arrive dans les tristes-
ses sympathiques dont nous nous occupons ici, que ce motif manque, ou que, s'il existe, il soit exagéré outre mesure, la pensée est enchaînée et la liberté compromise
par une force étrangère *(vis aliena)*. Cette force étrangère reviendra ou persistera avec la même cause : l'oubli
n'en fera pas justice; elle s'implantera, prendra racine,
deviendra dominante, aliénera toute liberté; enfin, finira par s'éteindre, mais en entraînant dans sa chute
l'intelligence elle-même.

En un mot, sous l'influence de l'action sympathique
de l'utérus de plus en plus malade, la mélancolie vague
se fait idée triste; celle-ci revient de plus en plus souvent, devient fixe, et amène le délire mélancolique.
Celui-ci devenant continu se fait lypémanie. La tristesse
poussée à ce point amène naturellement à la plus triste
des idées, à l'idée de mort, de là au suicide et à l'homicide;
enfin, la lypémanie, qui est encore de la pensée, amène
à la destruction de cette même pensée, qui finit par
perdre tout caractère spécial et s'éteindre dans la démence.

CONCLUSIONS.

I.

Les maladies organiques de l'utérus et de ses annexes. sont une cause de folie sympathique.

II.

Les folies sympathiques ayant cette origine prennent le plus souvent la forme de la lypémanie suicide ou homicide.

III.

Le nombre de ces folies est plus considérable qu'on ne le croit généralement, et s'il en a été fait jusqu'ici peu mention, c'est que les lésions utérines ont été inaperçues.

IV.

La fréquence de ce rapport sympathique est suffisante pour autoriser le praticien à rechercher, *même en présence d'une cause morale apparente,* s'il n'y a pas de lésion utérine chez toute lypémaniaque suicide ou homicide.

V.

La guérison des maladies curables de l'utérus entraîne celle de l'aliénation mentale.

VI.

Si la maladie utérine est incurable, l'aliénation s'aggravera et deviendra démence.

VII.

Tout traitement autre que le traitement physique sera inutile tant que la lésion organique persistera, et ce dernier aura d'autant plus de chances d'être efficace qu'il sera appliqué à une époque plus rapprochée du début.

VIII.

La lypémanie avec tendance au suicide et à l'homicide ne se rencontre pas seulement chez des malades atteintes de lésions organiques de l'utérus ; elle peut accompagner les désordres purement fonctionnels de cet organe, l'état puerpéral et la lactation.

IX.

En raisonnant par analogie et étudiant l'état de l'esprit dans toutes les lésions utérines, soit fonctionnelles, soit organiques, et à tous leurs degrés, on arrive à comprendre comment un état organique grave peut amener la lypémanie compliquée de suicide ou d'homicide et enfin la démence

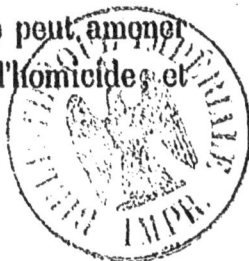

www.ingramcontent.com/pod-product-compliance
Lightning Source LLC
Chambersburg PA
CBHW071752240925
PP17089400001B/18